Aromaterapia
El perfume que sana

50 Recetas para tu día a día

AL SÁNCHEZ

ISBN: 9798883213310

DEDICATORIA

Para mi hija, mi madre y mi esposo

Este libro es un tributo al amor y cuidado que cada uno de ustedes ha brindado a mi vida. A ti, mi querida hija, por tu luz y vitalidad que iluminan mi mundo cada día. A ti, mi madre, por tu sabiduría y enseñanzas que han guiado mis pasos desde el principio. Y a ti, mi esposo, por ser mi compañero de vida y apoyarme en cada aventura.

En estas páginas, comparto el conocimiento sobre remedios naturales y fitoterapia como una forma de honrar nuestra conexión con la tierra y fortalecer nuestro bienestar compartido. Que este libro sea una herramienta para cuidar de nuestra salud y nutrir nuestros lazos familiares aún más. Con amor y gratitud infinitos, este libro está dedicado a ustedes, mis pilares de fortaleza y amor.

Con todo mi cariño,

Al Sánchez

AGRADECIMIENTOS

A mi familia, por su amor incondicional, apoyo constante y presencia en mi vida. Cada día me siento bendecida por tenerlos a mi lado.

A Dios, por cada momento compartido juntos, por cada sonrisa, por cada abrazo, y por cada desafío que hemos superado unidos. Su amor y fortaleza son mi inspiración y mi mayor motivación.

Que nuestras vidas sigan siendo guiadas por la luz divina, y que continuemos compartiendo amor, alegría y gratitud en cada paso del camino.

A los sitios digitales www.unsplash.com y www.canva.com por sus galerías de imágenes libres de derechos de autor que utilizo en mis libros.

Con amor y bendiciones,

Al Sánchez

CONTENIDO

INTRODUCCIÓN

Bienvenido a este libro que te llevará por un viaje aromático hacia la salud y el bienestar.

La aromaterapia, una práctica ancestral que utiliza aceites esenciales derivados de plantas para promover la salud y el bienestar, ha ganado popularidad en la actualidad como un enfoque natural para abordar una amplia gama de problemas de salud.

Se trata de un arte milenario que ha sido practicado durante siglos en diversas culturas alrededor del mundo. Sus raíces se remontan a civilizaciones antiguas como la egipcia, la china, la india y la griega, donde se utilizaban aceites esenciales extraídos de plantas aromáticas con fines terapéuticos, religiosos y cosméticos.

Estos preciados elixires naturales eran considerados como regalos de los dioses, y se valoraban por sus propiedades curativas y su capacidad para elevar el espíritu.

La aromaterapia moderna, tal como la conocemos hoy en día, tuvo un resurgimiento en el siglo XX gracias al trabajo pionero de investigadores y terapeutas como René-Maurice Gattefossé y Jean Valnet. Gattefossé, un químico francés, descubrió casualmente las propiedades curativas del aceite esencial de lavanda cuando sufrió una quemadura y lo aplicó sobre la piel, lo que le llevó a profundizar en el estudio de los aceites esenciales y sus aplicaciones terapéuticas.

Por otro lado, Valnet, un médico militar francés, utilizó la aromaterapia para tratar a soldados heridos durante la Segunda Guerra Mundial, demostrando su eficacia en la sanación de heridas y el alivio del dolor.

Hoy en día, la aromaterapia es ampliamente reconocida por sus numerosos beneficios para la salud física, emocional y mental.

Los aceites esenciales, obtenidos de plantas como la lavanda, el eucalipto, el árbol de té y la menta, poseen propiedades antibacterianas, antiinflamatorias, analgésicas y calmantes, entre otras.

Estas sustancias naturales pueden ser utilizadas de diversas formas, como en masajes, baños, inhalaciones y difusores, para aliviar el estrés, mejorar el estado de ánimo, promover la relajación, estimular el sistema inmunológico y facilitar la concentración y el bienestar general.

Este libro te sumergirá en el mundo aromático de la aromaterapia, presentándote 50 recetas diseñadas para aliviar y resolver una variedad de dolencias físicas, mentales y emocionales.

Desde el estrés y la ansiedad hasta dolores musculares y problemas de sueño, estas recetas te guiarán en un viaje terapéutico hacia una mejor calidad de vida.

Descubre cómo los aromas naturales pueden ofrecer alivio y restauración, proporcionando una alternativa suave y efectiva para mejorar tu bienestar general.

¡Prepárate para explorar el poder curativo de la aromaterapia y comenzar tu viaje hacia una vida más saludable y equilibrada!

¡Prepárate para explorar el poder curativo de la aromaterapia y comenzar tu viaje hacia una vida más saludable y equilibrada!

CAPÍTULO 1: ALIVIAR EL ESTRÉS Y LA ANSIEDAD

El estrés y la ansiedad son problemas comunes en la vida moderna, pero la aromaterapia ofrece soluciones naturales para calmar la mente y el cuerpo.

La aromaterapia se puede practicar de varias formas, como la inhalación directa, la difusión en el aire, los baños aromáticos y los masajes con aceites esenciales.

Esta versatilidad permite que las personas elijan la técnica que mejor se adapte a sus necesidades y preferencias por lo que ofrece una forma natural y efectiva de aliviar el estrés y la ansiedad, proporcionando beneficios tanto físicos como mentales para mejorar la calidad de vida de las personas.

Sin embargo, es importante tener en cuenta que la aromaterapia no sustituye el tratamiento médico profesional y debe utilizarse como complemento a otras prácticas de cuidado de la salud.

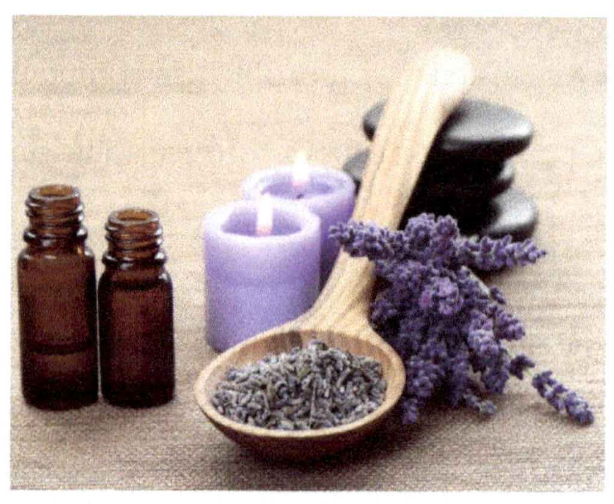

Aceite Esencial de Lavanda para la Relajación Profunda:

La lavanda es conocida por sus propiedades relajantes y calmantes. En esta receta, puedes diluir unas gotas de aceite esencial de lavanda en un aceite portador, como el aceite de almendras dulces, y aplicarlo en tus muñecas, sienes o en el cuello.

También puedes agregar unas gotas a un difusor para llenar tu espacio con su aroma tranquilizador.

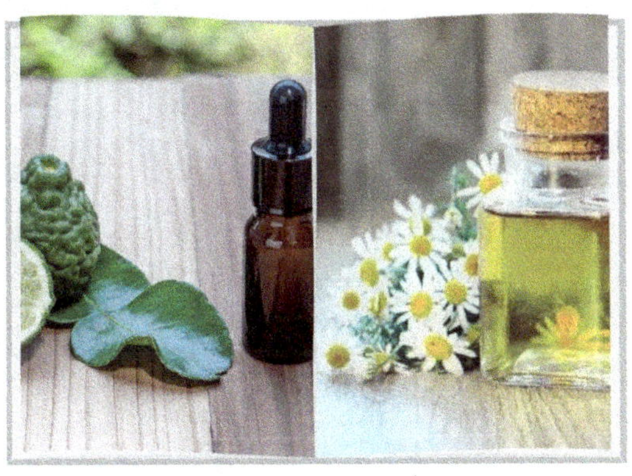

Mezcla Calmante de Bergamota y Manzanilla para la Ansiedad:

La bergamota y la manzanilla son conocidas por sus efectos calmantes sobre los nervios.

Para hacer esta mezcla, combina unas gotas de aceite esencial de bergamota con aceite esencial de manzanilla romana en un difusor o en un recipiente con agua caliente para inhalar sus aromas reconfortantes.

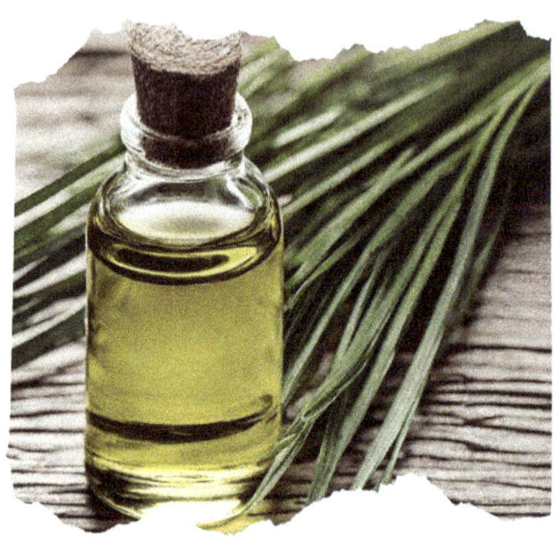

Inhalación de Vetiver para Reducir el Estrés:

El vetiver es un aceite esencial que ayuda a promover la tranquilidad y a reducir el estrés.

Simplemente agrega unas gotas de aceite esencial de vetiver a un pañuelo o a un difusor personal y respira profundamente su aroma para aliviar la tensión y la ansiedad.

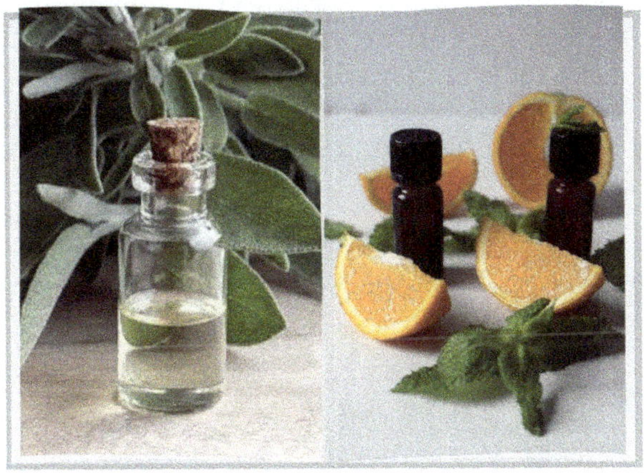

Baño de Salvia y Naranja para Calmar los Nervios:

Un baño aromático puede ser una excelente manera de relajar el cuerpo y la mente al mismo tiempo.

Mezcla unas gotas de aceite esencial de salvia con aceite esencial de naranja en una base de sal marina o aceite de baño y añádelo al agua caliente de tu bañera.

Sumérgete y disfruta de la experiencia mientras el aroma calmante de estas plantas te envuelve y te ayuda a liberar el estrés acumulado.

Estas recetas de aromaterapia son solo el comienzo de tu viaje hacia un estado más tranquilo y equilibrado.

Experimenta con diferentes aceites esenciales y técnicas de aplicación para descubrir qué funciona mejor para ti en la gestión del estrés y la ansiedad en tu vida diaria.

CAPÍTULO 2: MEJORAR EL SUEÑO

En la búsqueda de un descanso reparador y revitalizante, cada vez más personas recurren a métodos naturales para mejorar la calidad del sueño. Entre estos métodos, la aromaterapia emerge como una opción poderosa y efectiva.

La aromaterapia implica el uso de aceites esenciales derivados de plantas para promover el bienestar físico y emocional, y su aplicación en el contexto del sueño ha demostrado beneficios significativos.

Los aceites esenciales utilizados en la aromaterapia poseen propiedades relajantes que pueden inducir un estado de calma y tranquilidad. Estos aromas ayudan a reducir la actividad mental y física, facilitando así la transición hacia el sueño.

El estrés y la ansiedad son dos factores principales que pueden interferir con la calidad del sueño. La aromaterapia ofrece una manera natural de combatir estos problemas, con aceites esenciales como el sándalo y la bergamota, que tienen efectos calmantes en el sistema nervioso, ayudando a aliviar la mente antes de dormir.

La difusión de aceites esenciales en el dormitorio crea un ambiente tranquilo y relajante que promueve el sueño profundo y reparador.

Estos aromas también pueden ayudar a purificar el aire, eliminando posibles irritantes que podrían interferir con el sueño.

Integrar la aromaterapia en la rutina nocturna puede ayudar a establecer asociaciones positivas entre ciertos aromas y el descanso. Esto puede conducir a una mejora en los patrones de sueño, permitiendo un descanso más consistente y revitalizante.

La aromaterapia no sólo puede ser efectiva por sí sola, sino que también puede complementar otros enfoques para mejorar la calidad del sueño, como la terapia cognitivo-conductual para el insomnio (TCC-I) o técnicas de relajación como el yoga y la meditación.

Al promover un sueño más profundo y reparador, la aromaterapia contribuye al bienestar general del individuo.

Un sueño de calidad es fundamental para la salud física, mental y emocional, y la aromaterapia ofrece una forma natural y agradable de lograrlo por lo que es considerada una herramienta poderosa para mejorar la calidad del sueño, ofreciendo beneficios que van desde la relajación profunda hasta la reducción del estrés y la ansiedad.

Integrar la aromaterapia en la rutina nocturna puede ser una forma efectiva y natural de promover un descanso reparador y revitalizante para el cuerpo y la mente.

El sueño de calidad es esencial para la salud y el bienestar general.

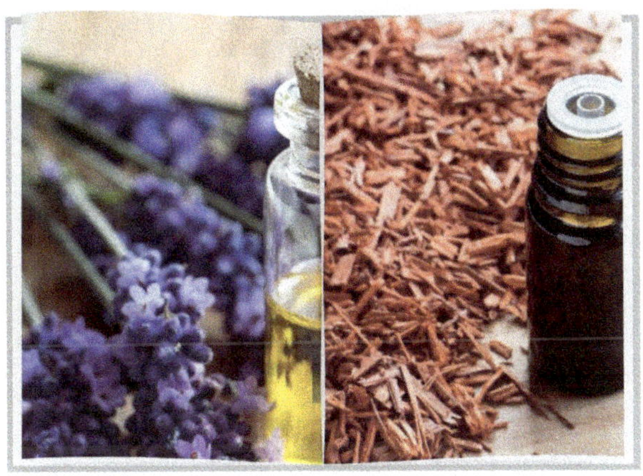

Mezcla de Lavanda y Sándalo para un Sueño Reparador:

La lavanda es conocida por sus propiedades relajantes que pueden ayudar a inducir el sueño, mientras que el sándalo tiene un efecto calmante que puede profundizar el descanso.

Mezcla unas gotas de aceite esencial de lavanda con aceite esencial de sándalo en un difusor y déjalo encendido durante la noche para crear un ambiente propicio para el sueño.

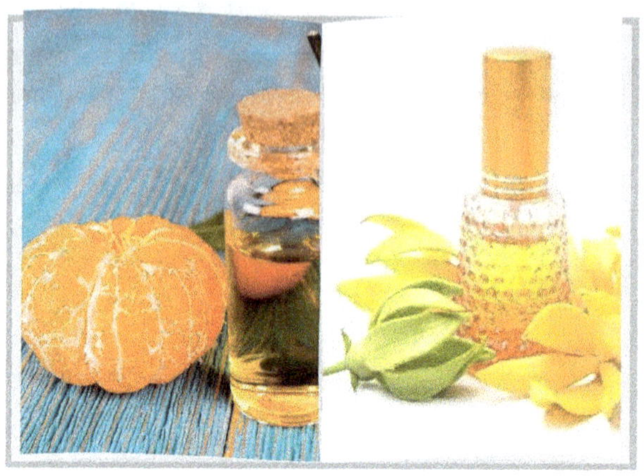

Difusor de Mandarina y Ylang Ylang para Conciliar el Sueño:

El aroma dulce de la mandarina junto con el floral y exótico Ylang Ylang puede ayudar a relajar la mente y el cuerpo, facilitando el sueño.

Prepara una mezcla de estos aceites esenciales en un difusor y colócalo cerca de tu cama antes de dormir para disfrutar de sus efectos sedantes.

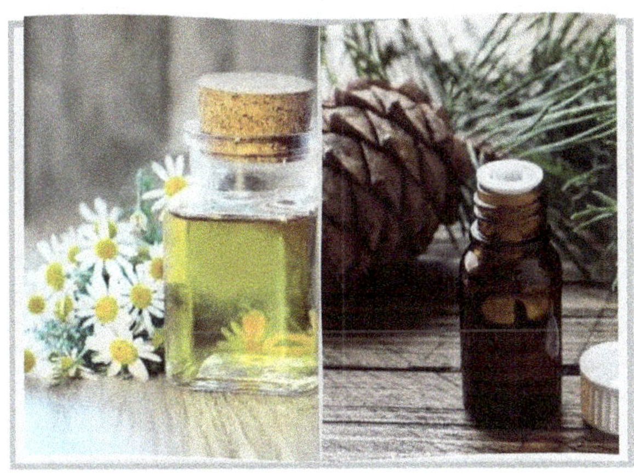

Rociador de Almohada de Manzanilla y Cedro para Dormir Profundamente:

Una simple mezcla de agua y aceites esenciales de manzanilla y cedro puede convertirse en un rociador de almohada efectivo para promover un sueño más profundo y reparador.

Rocía ligeramente tu almohada y ropa de cama antes de acostarte para disfrutar de los beneficios relajantes de estos aromas.

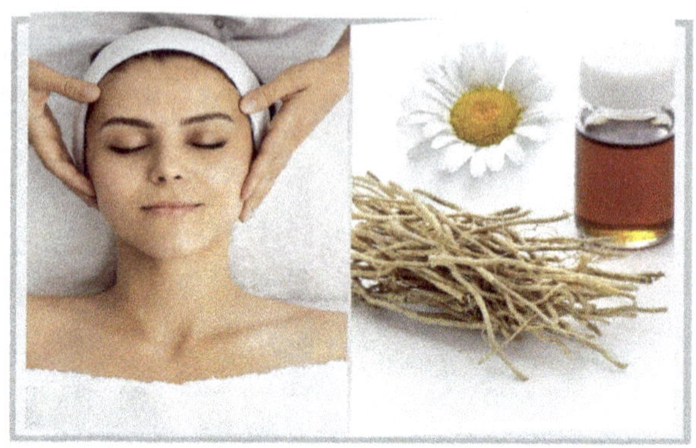

Masaje de Vetiver y Camomila para Relajar el Cuerpo antes de Dormir:

Un masaje relajante antes de acostarte puede ayudar a liberar la tensión acumulada en el cuerpo y prepararte para dormir.

Mezcla aceite portador con unas gotas de aceite esencial de vetiver y camomila y masajea suavemente tus músculos antes de acostarte para calmar el cuerpo y la mente.

Al incorporar estas recetas de aromaterapia en tu rutina nocturna, puedes mejorar la calidad de tu sueño y despertarte sintiéndote más descansado y rejuvenecido.

Experimenta con diferentes combinaciones de aceites esenciales y métodos de aplicación para encontrar lo que mejor funcione para ti y tu ciclo de sueño.

CAPÍTULO 3: ALIVIAR DOLORES Y ACHAQUES

Los dolores y molestias son parte de la vida cotidiana, pero la aromaterapia puede ofrecer alivio natural para una variedad de dolencias físicas.

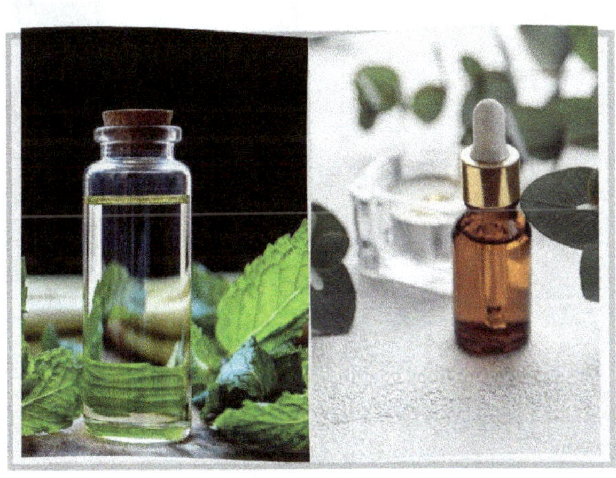

Masaje de Menta y Eucalipto para Aliviar Dolores

Musculares:

La menta y el eucalipto tienen propiedades analgésicas y antiinflamatorias que pueden ayudar a aliviar los dolores musculares y la tensión.

Mezcla unas gotas de aceite esencial de menta y eucalipto con un aceite portador y masajea la zona afectada con movimientos suaves y circulares.

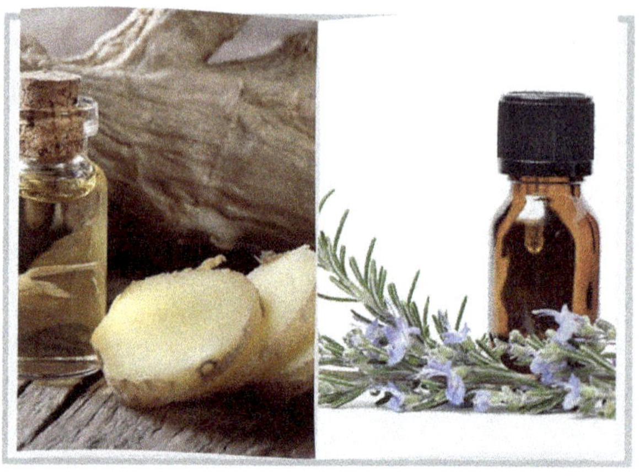

Compresa Caliente de Jengibre y Romero para el Dolor Articular:

El jengibre y el romero son conocidos por sus propiedades analgésicas y antiinflamatorias que pueden ser beneficiosas para el dolor articular.

Añade unas gotas de aceite esencial de jengibre y romero a

agua caliente y sumerge un paño en la mezcla.

Exprime el exceso de agua y aplica la compresa caliente en las articulaciones doloridas para aliviar el malestar.

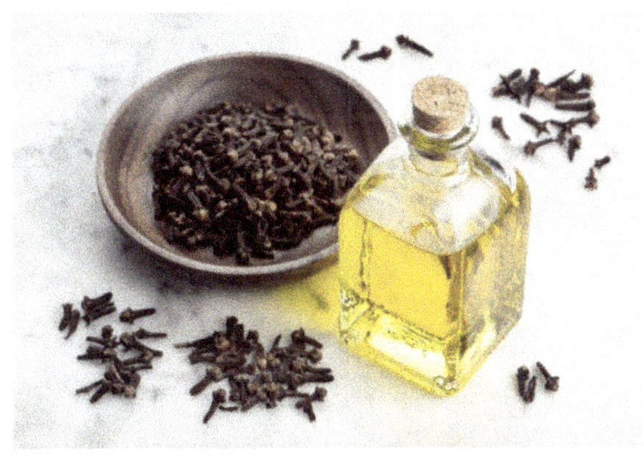

Inhalación de Aceite Esencial de Clavo para Aliviar

el Dolor de Muelas:

El aceite esencial de clavo tiene propiedades analgésicas y antisépticas que pueden ser útiles para aliviar el dolor de muelas.

Agrega una gota de aceite esencial de clavo a un algodón y colócalo suavemente cerca del diente afectado para aliviar el dolor.

También puedes diluir el aceite en agua tibia y hacer gárgaras para aliviar el malestar.

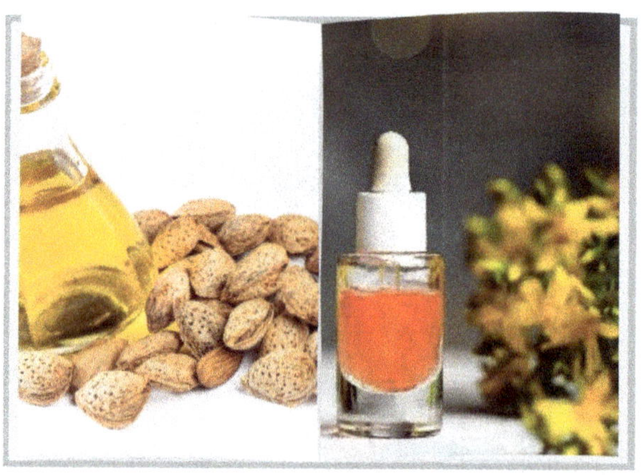

Aceite de Almendras con Hierba de San Juan para Aliviar Dolores Menstruales:

El aceite de almendras es un excelente aceite portador que puedes combinar con aceite esencial de hierba de San Juan para aliviar los dolores menstruales.

Masajea suavemente el abdomen con esta mezcla para reducir la inflamación y el malestar asociado con el ciclo menstrual.

Estas recetas de aromaterapia proporcionan métodos naturales y efectivos para aliviar una variedad de dolores y molestias.

Experimenta con diferentes aceites esenciales y técnicas de aplicación para encontrar la combinación que mejor funcione para ti y tus necesidades específicas.

AROMATERAPIA: EL PERFUME QUE SANA

CAPÍTULO 4: MEJORAR LA CONCENTRACIÓN Y EL ENFOQUE

La aromaterapia ha demostrado ser una herramienta efectiva para mejorar la concentración y el enfoque mental en diversas situaciones.

Uno de sus principales beneficios radica en la capacidad de ciertos aceites esenciales para estimular el sistema nervioso y promover la claridad mental.

Los aceites esenciales como la menta, el romero y el eucalipto son conocidos por sus propiedades estimulantes, que pueden ayudar a mantener la mente alerta y concentrada durante períodos de estudio o trabajo intenso. Inhalados o difundidos en el aire, estos aromas refrescantes pueden revitalizar los sentidos y mejorar la capacidad de atención.

Además de estimular la mente, la aromaterapia también puede ayudar a reducir el estrés y la ansiedad, dos factores que pueden interferir con la concentración.

Aceites esenciales como la lavanda, la manzanilla y el incienso tienen propiedades relajantes que pueden calmar la mente y facilitar un estado de enfoque tranquilo y equilibrado.

La aromaterapia también puede ser útil para crear un

ambiente propicio para la concentración.

Al difundir aceites esenciales en el entorno de trabajo o estudio, se puede crear un espacio tranquilo y libre de distracciones que facilite el enfoque y la atención en las tareas importantes.

Además, la aromaterapia puede ser fácilmente integrada en la rutina diaria, proporcionando una forma conveniente y agradable de mejorar la concentración y el enfoque.

Ya sea a través de la inhalación directa, la difusión en el aire o la aplicación tópica, los beneficios de la aromaterapia pueden experimentarse de manera rápida y efectiva, por lo que ofrece una opción natural y efectiva para mejorar la concentración y el enfoque, estimulando la mente, reduciendo el estrés y creando un ambiente propicio para el rendimiento cognitivo óptimo.

Integrar la aromaterapia en la rutina diaria puede ser una forma simple pero poderosa de potenciar la productividad y el bienestar mental.

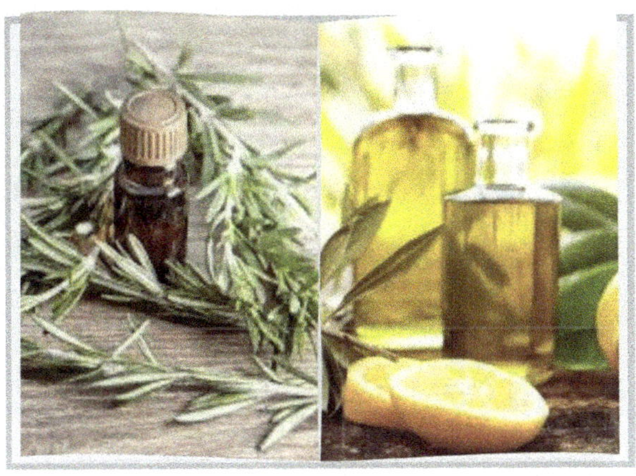

Difusión de Romero y Limón para Estimular la Concentración:

La combinación de romero y limón puede ayudar a aumentar la claridad mental y la concentración.

Utiliza un difusor para dispersar esta mezcla en tu espacio de trabajo o estudio para mejorar el enfoque.

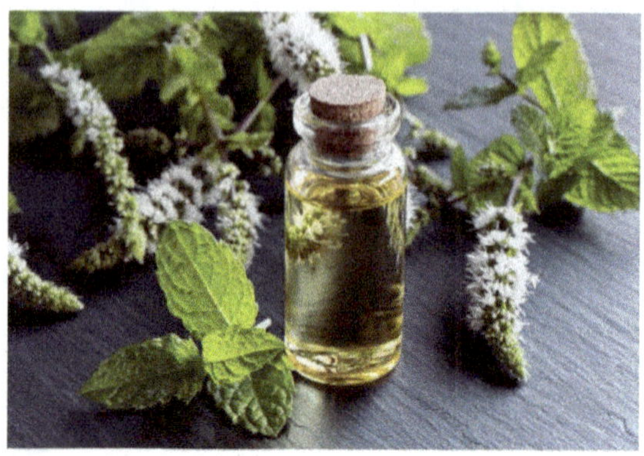

Inhalación de Aceite Esencial de Menta para Aumentar la Alerta Mental:

La menta es refrescante y estimulante, lo que la convierte en una excelente opción para mantenerse alerta y concentrado.

Inhalala directamente de un pañuelo o agrega unas gotas a tu difusor para disfrutar de sus beneficios.

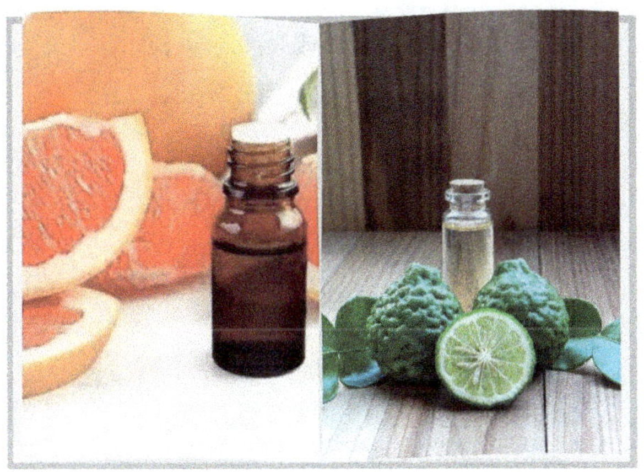

Mezcla de Pomelo y Bergamota para Mejorar la Claridad Mental:

El aroma cítrico del pomelo combinado con la bergamota puede ayudar a mejorar el estado de alerta y la claridad mental.

Difunde esta mezcla en tu entorno de trabajo para obtener un impulso de energía mental.

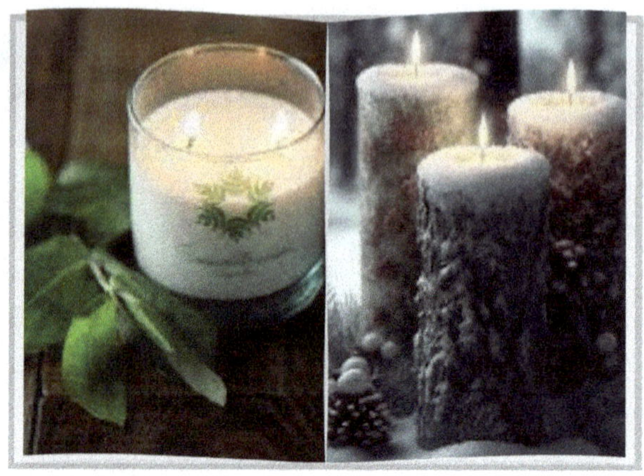

Velas de Eucalipto y Pino para Incrementar la Productividad:

El eucalipto y el pino tienen propiedades refrescantes y estimulantes que pueden ayudar a aumentar la productividad y la concentración.

Enciende velas perfumadas con estos aceites esenciales mientras trabajas para crear un ambiente propicio para la concentración.

CAPÍTULO 5: REFORZAR EL SISTEMA INMUNOLÓGICO

La aromaterapia no sólo tiene efectos positivos en el estado de ánimo y el bienestar mental, sino que también puede beneficiar el sistema inmunológico de manera significativa.

Algunos aceites esenciales poseen propiedades antimicrobianas y antisépticas que pueden ayudar a combatir infecciones y fortalecer las defensas naturales del cuerpo contra patógenos.

El estrés crónico puede debilitar el sistema inmunológico, haciéndolo más susceptible a enfermedades por lo que la aromaterapia, con aceites esenciales relajantes puede ayudar a reducir los niveles de estrés y, en consecuencia, fortalecer la respuesta inmunológica del cuerpo.

Algunos aceites esenciales, como el jengibre, la canela y el romero, tienen propiedades que pueden mejorar la circulación sanguínea y linfática.

Una mejor circulación puede ayudar a transportar nutrientes y células inmunes por todo el cuerpo de manera más eficiente, lo que contribuye a un sistema inmunológico más efectivo.

La inflamación crónica puede afectar negativamente al sistema inmunológico. Sin embargo, ciertos aceites esenciales tienen propiedades antiinflamatorias que pueden ayudar a reducir la inflamación y promover la salud inmunológica.

Los aceites esenciales como el eucalipto y el árbol de té tienen propiedades descongestionantes y expectorantes que pueden ayudar a aliviar los síntomas de las infecciones respiratorias y mejorar la función pulmonar, lo que beneficia indirectamente al sistema inmunológico.

Al promover un equilibrio físico y emocional, la aromaterapia puede ayudar a fortalecer la conexión mente-cuerpo, lo que puede tener un impacto positivo en la salud inmunológica en general.

La aromaterapia puede ser una herramienta valiosa para mejorar la salud del sistema inmunológico al fortalecer las defensas naturales del cuerpo, reducir el estrés, mejorar la circulación, combatir la inflamación y promover la salud respiratoria e integrarla en la rutina diaria puede ser una forma efectiva y natural de apoyar y fortalecer el sistema inmunológico para una mejor salud y bienestar general.

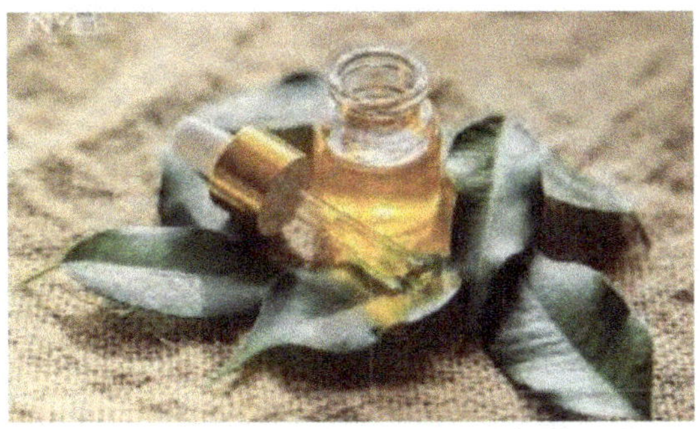

Inhalación de Aceite Esencial de Árbol de Té para Combatir Resfriados:

El aceite esencial de árbol de té tiene propiedades antimicrobianas y estimulantes del sistema inmunológico que pueden ayudar a combatir resfriados y otras infecciones.

Inhala este aceite esencial directamente o agrégalo a tu difusor para fortalecer tu sistema inmunológico.

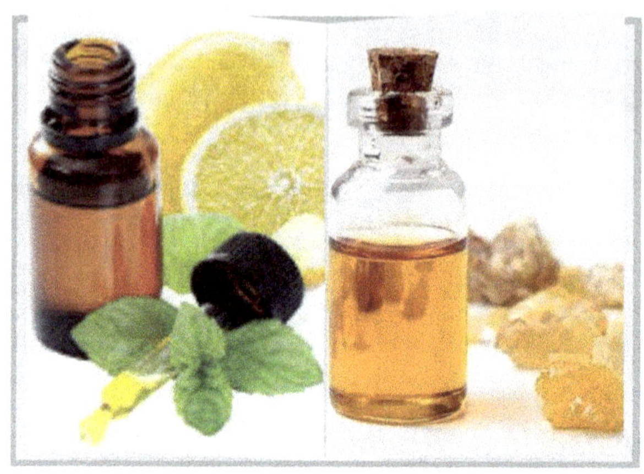

Mezcla de Limón e Incienso para Estimular las Defensas Naturales:

El limón es rico en vitamina C y el incienso tiene propiedades antisépticas y antiinflamatorias que pueden ayudar a fortalecer el sistema inmunológico.

Mezcla estos aceites esenciales y difunde la mezcla en tu hogar para protegerte de enfermedades.

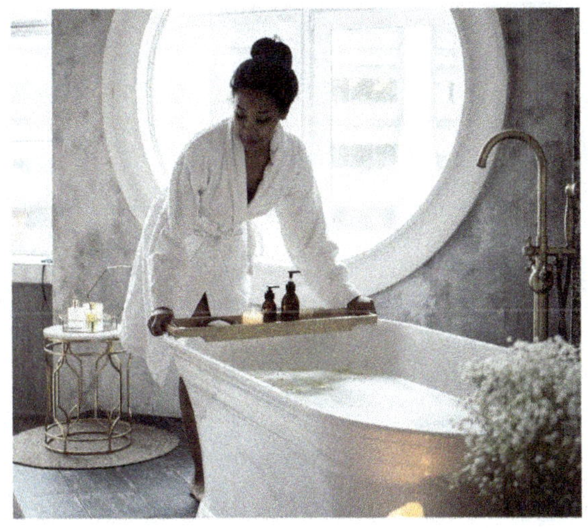

Baño de Romero y Tomillo para Recuperarse de la Enfermedad:

El romero y el tomillo tienen propiedades antimicrobianas y estimulantes que pueden ayudar a acelerar la recuperación cuando estás enfermo.

Añade unas gotas de estos aceites esenciales a tu baño para disfrutar de sus beneficios curativos.

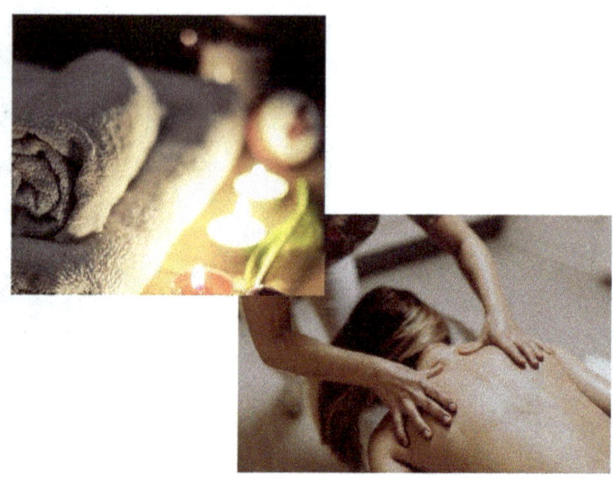

Masaje de Eucalipto y Niaouli para Despejar las Vías Respiratorias:

El eucalipto y el niaouli son conocidos por sus efectos expectorantes y descongestionantes que pueden ayudar a aliviar los síntomas de las enfermedades respiratorias.

Mezcla estos aceites esenciales con un aceite portador y masajea tu pecho y espalda para aliviar la congestión.

CAPÍTULO 6: CUIDADO DE LA PIEL Y EL CABELLO

La aromaterapia ofrece una amplia gama de beneficios para el cuidado de la piel y el cabello ya que los aceites esenciales, ricos en compuestos bioactivos, ofrecen propiedades terapéuticas que pueden mejorar la salud y la apariencia de la piel y el cabello de manera natural.

Aceites esenciales como el aceite de rosa mosqueta, el aceite de jojoba y el aceite de coco son excelentes humectantes naturales que pueden ayudar a hidratar y nutrir tanto la piel como el cabello, dejándolos suaves, flexibles y radiantes.

Algunos aceites esenciales, como el árbol de té, tienen propiedades antibacterianas y antiinflamatorias que pueden ayudar a combatir el acné y reducir las imperfecciones de la piel, promoviendo así una tez más clara y saludable.

Aceites esenciales como el romero, tienen la capacidad de estimular la circulación sanguínea en el cuero cabelludo, lo que puede favorecer el crecimiento del cabello y mejorar su densidad y volumen.

Para aquellos con piel sensible o propensa a irritaciones, aceites esenciales como la manzanilla y la caléndula pueden proporcionar alivio al reducir la inflamación, calmar el enrojecimiento y aliviar el picor.

Muchos aceites esenciales, como el sándalo, son ricos en

antioxidantes que pueden ayudar a combatir los signos del envejecimiento al neutralizar los radicales libres y promover la regeneración celular, dejando la piel con un aspecto más joven y luminoso.

Algunos aceites esenciales, como el limón, pueden ayudar a regular la producción de sebo en la piel y el cuero cabelludo, lo que es beneficioso para aquellos con piel grasa o cabello propenso a volverse grasoso.

Para resumir podemos afirmar que la aromaterapia ofrece una forma natural y efectiva de cuidar la piel y el cabello, proporcionando beneficios que van desde la hidratación y nutrición hasta el tratamiento del acné y el rejuvenecimiento. Integrar aceites esenciales en la rutina de cuidado personal puede ser una forma aromática y placentera de mejorar la salud y la belleza de la piel y el cabello de manera holística.

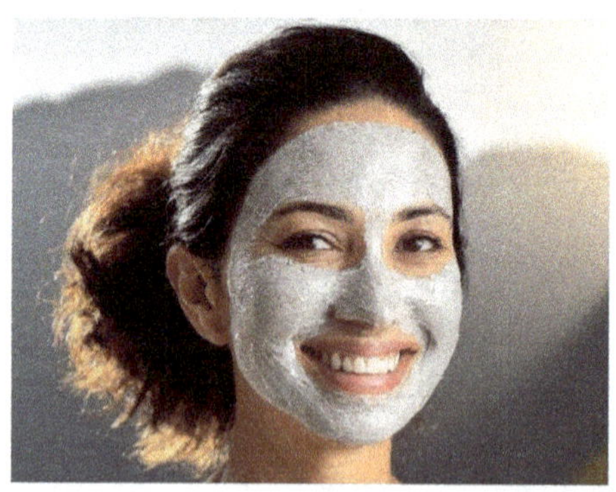

Mascarilla Facial de Arcilla con Lavanda y

Manzanilla para Pieles Sensibles:

La lavanda y la manzanilla tienen propiedades calmantes y antiinflamatorias que son ideales para pieles sensibles.

Añade unas gotas de estos aceites esenciales a tu mascarilla de arcilla para reducir la irritación y el enrojecimiento.

Ingredientes: 2 cucharadas de arcilla verde, 5 gotas de aceite de manzanilla, 5 gotas de aceite de lavanda, agua.

Preparación: Mezcla la arcilla con el agua hasta obtener una pasta. Añade el aceite de manzanilla y el aceite de lavanda. Aplica sobre el rostro limpio y deja actuar por 15 minutos. Enjuaga con agua tibia.

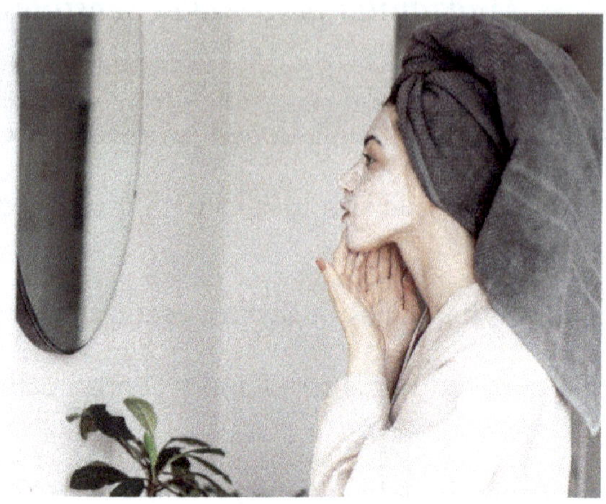

Aceite de Jojoba con Geranio y Rosa para Hidratar la Piel Seca del Rostro:

El geranio y la rosa son excelentes para hidratar y rejuvenecer la piel seca.

Mezcla unas gotas de estos aceites esenciales con aceite de jojoba y aplícalo sobre la piel después de la ducha para mantenerla suave y flexible.

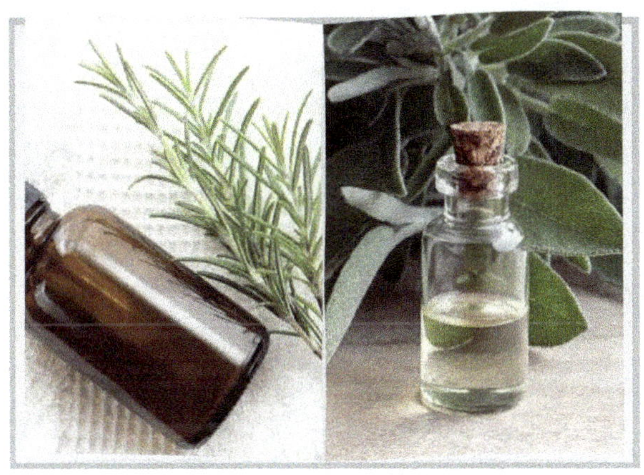

Champú de Romero y Salvia para Fortalecer el Cabello:

El romero y la salvia tienen propiedades estimulantes que pueden ayudar a fortalecer el cabello y estimular el crecimiento.

Añade unas gotas de estos aceites esenciales a tu champú habitual para obtener un cabello más saludable y resistente.

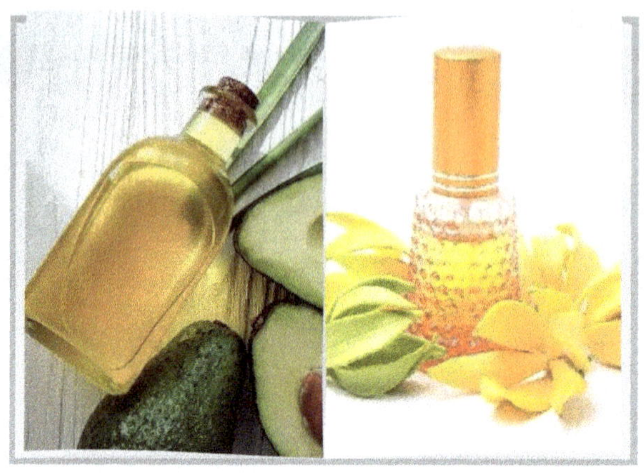

Tónico Facial de Aguacate y Ylang Ylang para Equilibrar la Piel Grasa:

El aguacate es rico en nutrientes y el ylang ylang tiene propiedades equilibrantes que pueden ayudar a controlar el exceso de grasa en la piel.

Mezcla estos aceites esenciales con agua y aplícalos sobre la piel después de la limpieza para mantenerla equilibrada y fresca.

CAPÍTULO 7: PROMOVER LA DIGESTIÓN SALUDABLE

La aromaterapia ofrece también una gama de beneficios notables para el sistema digestivo. Los aceites esenciales, derivados de plantas aromáticas, poseen propiedades terapéuticas que pueden ayudar a aliviar molestias digestivas, promover la digestión saludable y mejorar el funcionamiento general del sistema gastrointestinal por lo que puede ser una herramienta efectiva para aliviar trastornos digestivos comunes como el malestar estomacal, la hinchazón y los cólicos.

Aceites esenciales como la menta tienen propiedades carminativas y antiespasmódicas que pueden ayudar a calmar el tracto digestivo y aliviar la incomodidad.

Para aquellos que luchan con el apetito reducido o la falta de interés en la comida, ciertos aceites esenciales como la naranja pueden ayudar a estimular el apetito y promover una ingesta adecuada de nutrientes.

La aromaterapia puede ser útil para aliviar la sensación de náusea y reducir los episodios de vómitos. Aceites esenciales como la menta pueden ayudar a calmar el sistema nervioso y aliviar la sensación de malestar en el estómago.

Algunos aceites esenciales, como la albahaca, tienen

propiedades que pueden ayudar a mejorar la digestión y la absorción de nutrientes en el intestino, lo que promueve una mejor salud general y una mayor vitalidad.

Además el uso de la aromaterapia puede ayudar a regular el tránsito intestinal y aliviar el estreñimiento o la diarrea ocasional. Aceites esenciales como el anís pueden ayudar a calmar el sistema digestivo y promover movimientos intestinales regulares y saludables.

El estrés crónico puede afectar negativamente la salud digestiva al aumentar la producción de ácido estomacal y ralentizar el proceso de digestión por lo que la aromaterapia puede ayudar a reducir el estrés y promover un estado de relajación, lo que beneficia indirectamente la salud digestiva.

En resumen, la aromaterapia ofrece una forma natural y efectiva de promover la salud digestiva al aliviar trastornos comunes, estimular el apetito, reducir la náusea, mejorar la absorción de nutrientes, regular el tránsito intestinal y reducir el estrés relacionado con la digestión.

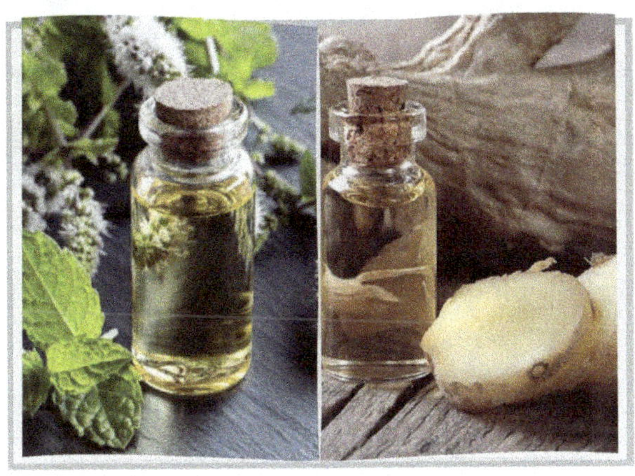

Masaje Abdominal con Aceite de Menta y Jengibre para Aliviar la Indigestión:

La menta y el jengibre tienen propiedades digestivas y carminativas que pueden ayudar a aliviar la indigestión y el malestar estomacal.

Mezcla estos aceites esenciales con un aceite portador (Coco o Almendras) y masajea suavemente el abdomen en sentido de las agujas del reloj para mejorar la digestión.

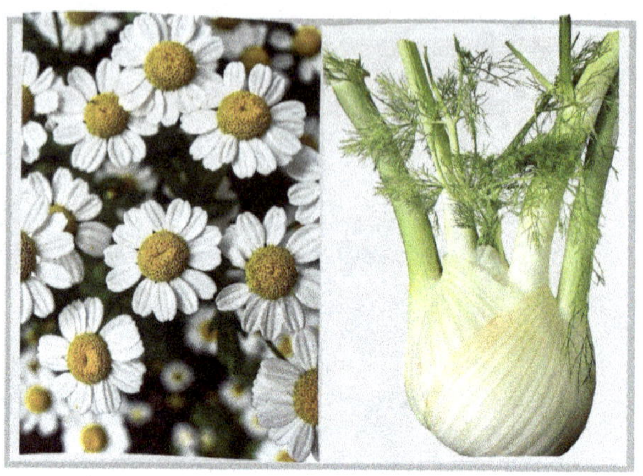

Té de Manzanilla y Hinojo para Calmar el Malestar

Estomacal:

La manzanilla y el hinojo son conocidos por sus efectos calmantes sobre el sistema digestivo.

Prepara una infusión de té con estas hierbas y bébelo después de las comidas para aliviar el malestar estomacal y mejorar la digestión.

Vamos a utilizar las hojas del hinojo, que debes estar bien lavadas, y unas hojas de manzanilla. Ponlo todo en un cazo con agua y ponlo a hervir. Cuando comience a hervir retira el cazo del fuego y tápalo. Deja que todo repose durante

10 o 15 minutos y después cuela la mezcla.

El mejor momento del día para tomar esta infusión digestiva es después de las principales comidas. Puedes tomar hasta tres tazas diarias.

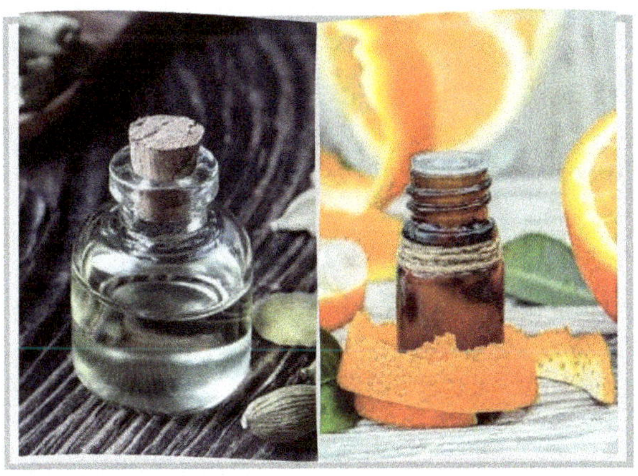

Inhalación de Cardamomo y Naranja para Estimular el Apetito:

El aroma estimulante del cardamomo y la naranja puede ayudar a despertar el apetito y mejorar la digestión.

Inhala estos aceites esenciales directamente de un pañuelo o agrega unas gotas a tu difusor antes de las comidas.

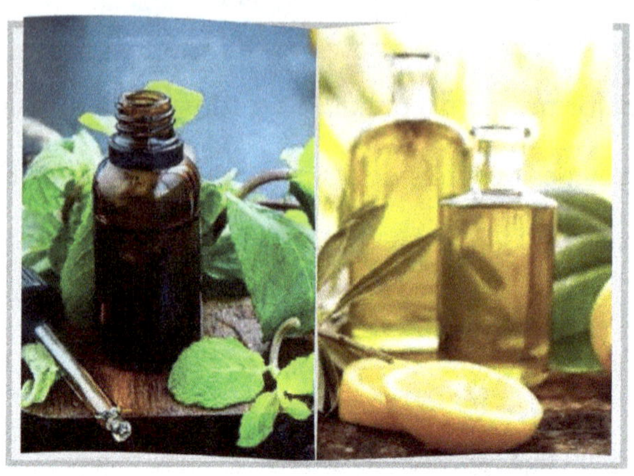

Compresa Caliente de Hierbabuena y Limón para Aliviar los Gases:

La hierbabuena y el limón tienen propiedades carminativas y digestivas que pueden ayudar a aliviar los gases y la hinchazón.

Prepara una compresa caliente con estos aceites esenciales y aplícala sobre el abdomen para obtener alivio.

CAPÍTULO 8: ELEVAR EL ESTADO DE ÁNIMO

Para elevar el estado de ánimo se ha demostrado que la aromaterapia juega un papel muy importante debido a su capacidad para influir en el sistema límbico del cerebro, una región que está estrechamente relacionada con las emociones, el estado de ánimo y la memoria.

Los aceites esenciales utilizados en la aromaterapia contienen compuestos volátiles que pueden estimular los receptores olfativos y enviar señales al cerebro, desencadenando respuestas emocionales y fisiológicas positivas.

Algunas razones clave por las cuales la aromaterapia es importante para subir el estado de ánimo incluyen:

Estímulo de Neurotransmisores: Algunos aceites esenciales, como la bergamota, pueden estimular la producción de neurotransmisores como la serotonina y la dopamina, que están asociados con sentimientos de felicidad y bienestar.

Reducción del Estrés y la Ansiedad: La aromaterapia con aceites esenciales como la lavanda puede ayudar a reducir los niveles de cortisol, la hormona del estrés, y promover una sensación de calma y relajación, lo que a su vez eleva el estado de ánimo.

Mejora del Ánimo y la Vitalidad: Algunos aromas, como el

de la naranja, tienen propiedades estimulantes que pueden ayudar a aumentar la energía y mejorar el estado de ánimo, proporcionando una sensación de vitalidad y optimismo.

Promoción del Bienestar Emocional: La aromaterapia puede ayudar a equilibrar las emociones y promover un sentido general de bienestar emocional. Los aceites esenciales como la rosa pueden ayudar a calmar la mente, aliviar la tristeza y fomentar sentimientos de amor y alegría.

Apoyo en Momentos de Depresión: La aromaterapia puede ser una herramienta útil para aquellos que luchan contra la depresión leve a moderada. Los aromas suaves y reconfortantes, como el de la lavanda y el cedro, pueden ayudar a aliviar los síntomas depresivos y mejorar el estado de ánimo.

La aromaterapia es importante para mejorar el estado de ánimo debido a su capacidad para estimular respuestas emocionales positivas, reducir el estrés y la ansiedad, mejorar la energía y la vitalidad, promover el bienestar emocional y proporcionar apoyo en momentos de depresión.

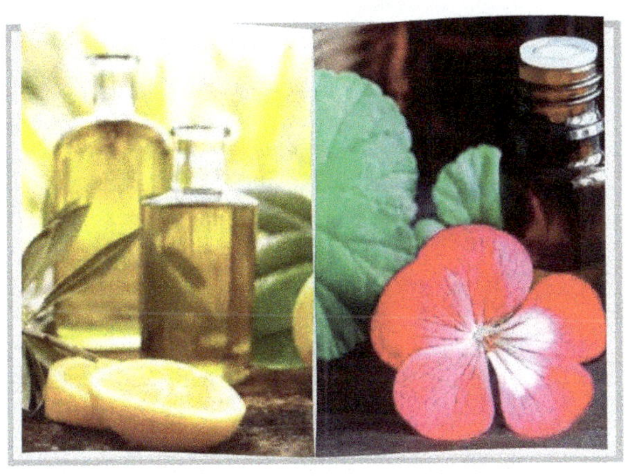

Difusor de Limón y Geranio para Combatir la Depresión:

El limón y el geranio son conocidos por sus efectos estimulantes que pueden ayudar a elevar el ánimo y combatir la depresión.

Difunde esta mezcla en tu hogar para crear un ambiente alegre y positivo.

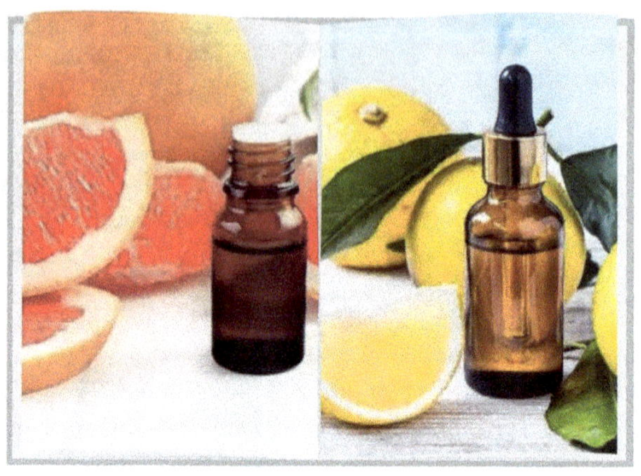

Inhalación de Pomelo y Bergamota para Elevar el

Ánimo:

El aroma cítrico del pomelo junto con la dulce bergamota puede ayudar a levantar el ánimo y reducir la sensación de tristeza.

Inhala estos aceites esenciales directamente o agrégalos a tu difusor para disfrutar de sus efectos revitalizantes.

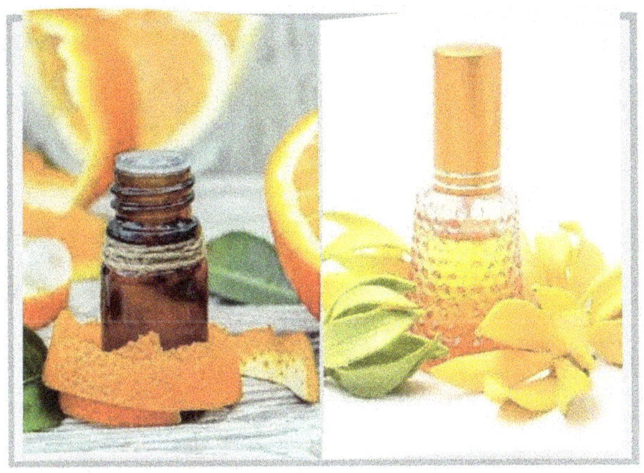

Masaje de Naranja y Ylang Ylang para Reducir la Fatiga:

La naranja es refrescante y el ylang ylang tiene propiedades relajantes que pueden ayudar a reducir la fatiga y aumentar la energía.

Mezcla estos aceites esenciales con un aceite portador y masajea tu cuerpo para revitalizarte.

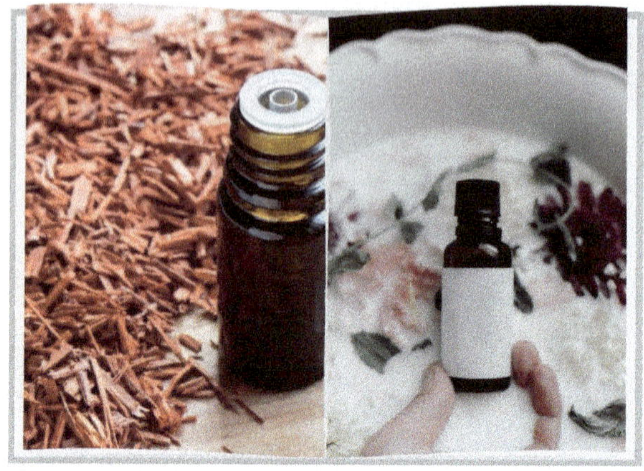

Baño de Sándalo y Pachulí para Calmar la Ansiedad:

El sándalo y el pachulí tienen propiedades sedantes que pueden ayudar a calmar la mente y reducir la ansiedad.

Añade unas gotas de estos aceites esenciales a tu baño para relajarte y aliviar el estrés.

CAPÍTULO 9: ALIVIAR DOLORES DE CABEZA Y MIGRAÑAS

La aromaterapia desempeña un papel significativo en el alivio de cefaleas y migrañas, ofreciendo una alternativa natural y efectiva a los tratamientos convencionales.

Varios aceites esenciales utilizados en aromaterapia, como la menta y el romero, tienen propiedades analgésicas que pueden ayudar a aliviar el dolor asociado con las cefaleas y las migrañas. La inhalación o aplicación tópica de estos aceites esenciales puede proporcionar un alivio rápido y efectivo.

El estrés y la ansiedad son desencadenantes comunes de cefaleas y migrañas. La aromaterapia, con aceites esenciales relajantes como la lavanda puede ayudar a reducir los niveles de estrés y promover un estado de calma que puede ser beneficioso para prevenir o aliviar los episodios de dolor de cabeza.

Algunos aceites esenciales, como el jengibre, tienen propiedades que pueden mejorar la circulación sanguínea, lo que puede ser beneficioso para aliviar las migrañas al reducir la constricción de los vasos sanguíneos en el cerebro.

La aromaterapia puede ayudar a aliviar la tensión muscular que contribuye a las cefaleas tensionales. Aceites esenciales como la manzanilla pueden ayudar a relajar los músculos tensos y reducir el dolor asociado.

Las migrañas a menudo van acompañadas de síntomas como náuseas y vómitos. Algunos aceites esenciales, como el jengibre, tienen propiedades que pueden ayudar a aliviar estos síntomas y proporcionar un alivio adicional durante los episodios de migraña.

El uso de la aromaterapia es importante para aliviar cefaleas y migrañas debido a sus propiedades analgésicas, su capacidad para reducir el estrés y la ansiedad, mejorar la circulación sanguínea, aliviar la tensión muscular y prevenir los síntomas asociados como las náuseas y los vómitos.

Integrar la aromaterapia en la rutina de cuidado personal puede proporcionar un alivio efectivo y natural para aquellos que sufren de dolores de cabeza recurrentes.

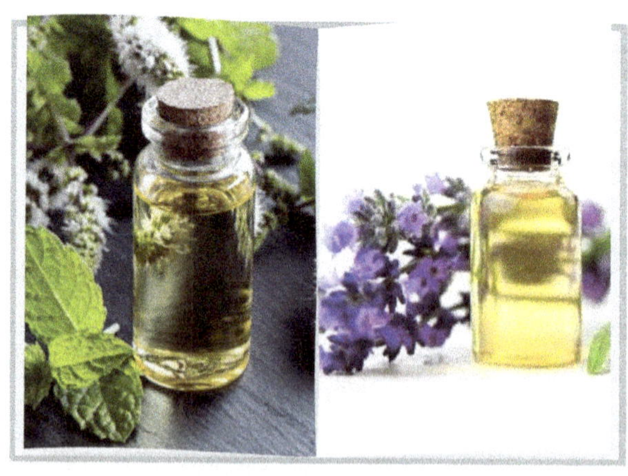

Compresa Fría de Menta y Lavanda para Aliviar el Dolor de Cabeza:

La menta y la lavanda tienen propiedades analgésicas y antiinflamatorias que pueden ayudar a aliviar el dolor de cabeza.

Prepara una compresa fría con estos aceites esenciales y aplícala sobre la frente para obtener alivio.

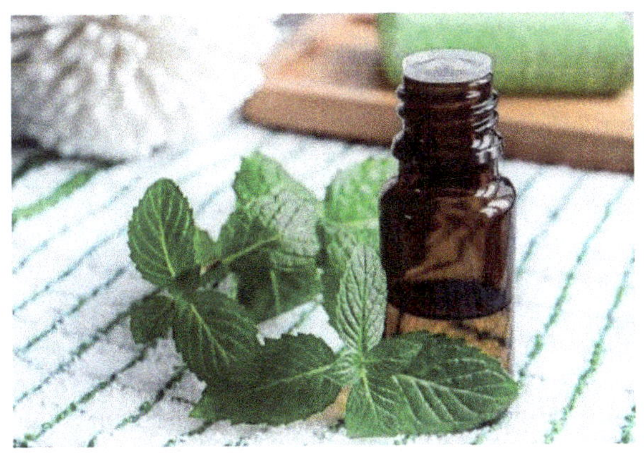

Inhalación de Aceite Esencial de Menta para Aliviar la Migraña:

La menta tiene propiedades analgésicas que pueden ayudar

a aliviar la intensidad de las migrañas.

Inhala directamente el aceite esencial de menta o agrégalo a tu difusor para reducir los síntomas.

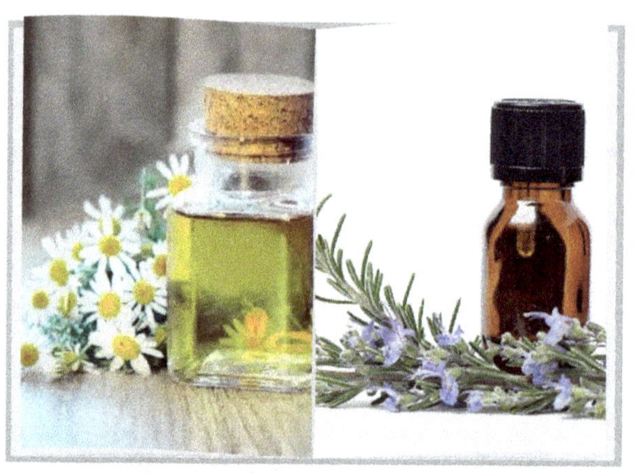

Masaje de Manzanilla y Romero para Reducir la Tensión en la Cabeza:

La manzanilla es conocida por sus efectos relajantes, mientras que el romero puede ayudar a aliviar la tensión muscular.

Mezcla estos aceites esenciales con un aceite portador y masajea suavemente las sienes y el cuello para aliviar la tensión en la cabeza.

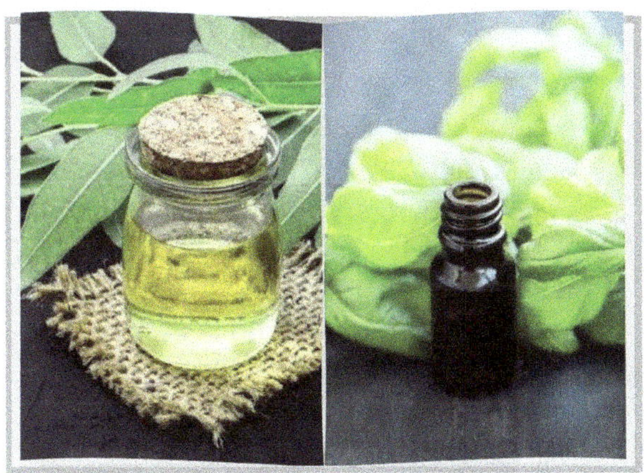

Difusor de Eucalipto y Albahaca para Aliviar el

Dolor de Cabeza:

El eucalipto y la albahaca tienen propiedades analgésicas y antiinflamatorias que pueden ayudar a aliviar el dolor de cabeza.

Difunde esta mezcla en tu hogar para obtener alivio y mejorar tu bienestar general.

CAPÍTULO 10: PURIFICAR EL AMBIENTE

El uso de la aromaterapia puede ser importante para purificar el ambiente ya que los aceites esenciales utilizados en la aromaterapia, como el limón, tienen propiedades antimicrobianas y desodorantes que pueden ayudar a neutralizar olores desagradables en el ambiente, dejando un aroma fresco y limpio.

Algunos aceites esenciales, como el eucalipto, tienen propiedades purificantes que pueden ayudar a eliminar bacterias, virus y otros patógenos del aire, mejorando así la calidad del aire en interiores y reduciendo el riesgo de enfermedades respiratorias.

También la aromaterapia puede ayudar a reducir los alérgenos en el ambiente al eliminar los microorganismos que pueden desencadenar reacciones alérgicas, como el polen, el polvo y los ácaros del polvo.

Aceites esenciales como la lavanda pueden ayudar a calmar las vías respiratorias y reducir la irritación causada por alérgenos.

Difundir aceites esenciales relajantes como el sándalo, puede ayudar a crear un ambiente tranquilo y relajante que promueva el bienestar físico y emocional.

Un ambiente relajado puede contribuir a una sensación de limpieza y pureza en el espacio.

Algunos aceites esenciales, como la naranja, tienen propiedades estimulantes que pueden ayudar a elevar el estado de ánimo y promover sentimientos de alegría y vitalidad.

Un ambiente con un aroma fresco y cítrico puede influir positivamente en la percepción de limpieza y frescura.

Por lo tanto podemos afirmar que el uso de la aromaterapia puede ser importante para purificar el ambiente al eliminar olores no deseados, purificar el aire, reducir alérgenos, crear un ambiente relajante y estimular el estado de ánimo.

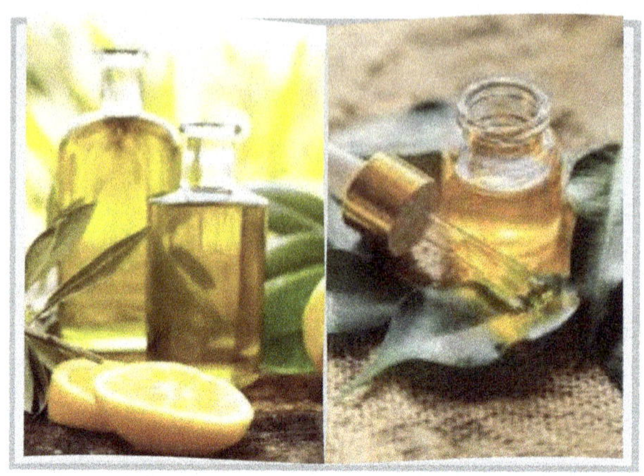

Difusión de Limón y Árbol de Té para Limpiar el Aire:

El limón y el árbol de té tienen propiedades purificantes y desinfectantes que pueden ayudar a limpiar el aire y eliminar los gérmenes.

Difunde esta mezcla en tu hogar para crear un ambiente fresco y saludable.

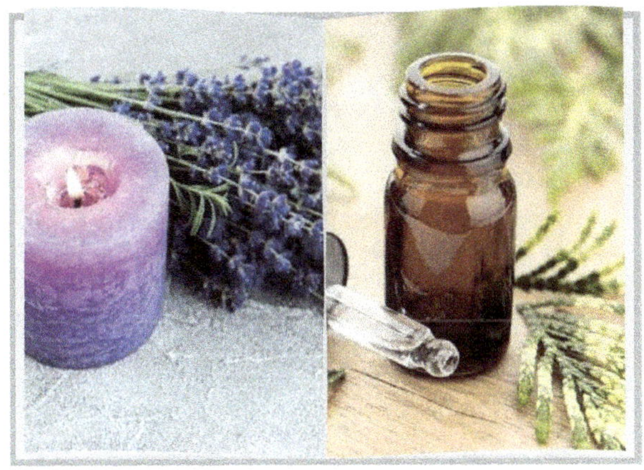

Velas de Lavanda y Ciprés para Neutralizar Olores:

La lavanda es relajante y el ciprés tiene propiedades refrescantes que pueden ayudar a neutralizar los olores desagradables.

Enciende velas perfumadas con estos aceites esenciales para refrescar tu hogar.

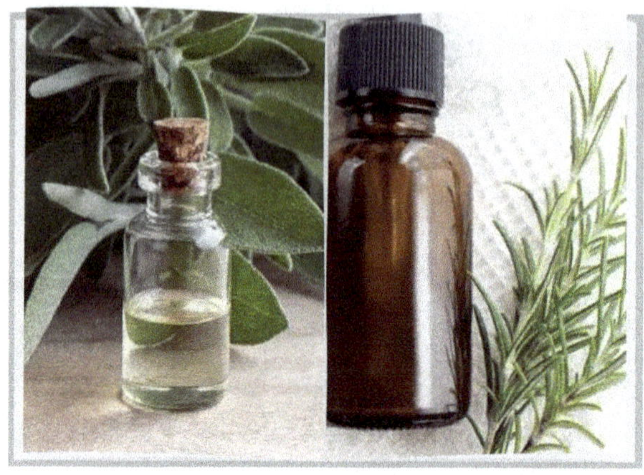

Spray de Salvia y Romero para Purificar el Espacio:

La salvia y el romero tienen propiedades purificantes que pueden ayudar a limpiar y despejar el espacio.

Mezcla estos aceites esenciales con agua en un spray y úsalo para rociar tu hogar regularmente.

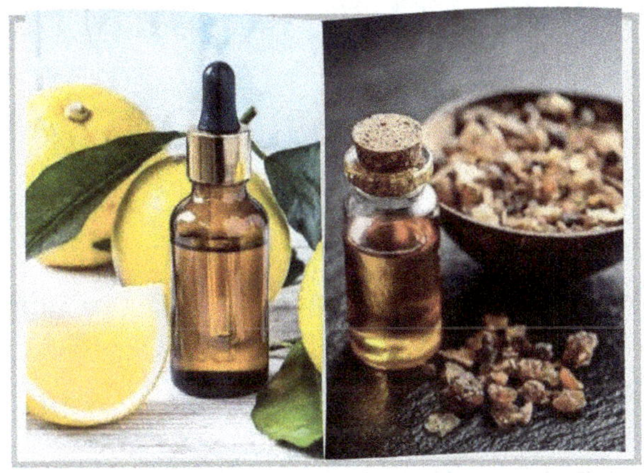

Mezcla de Hierba de Limón y Mirra para Protección Energética:

La hierba de limón y la mirra son conocidas por sus propiedades protectoras y purificadoras que pueden ayudar a mantener un ambiente seguro y positivo.

Difunde esta mezcla en tu hogar para protegerte de energías negativas.

CAPÍTULO 11: FOMENTAR LA CREATIVIDAD

La aromaterapia puede desempeñar un papel significativo en el fomento de la creatividad debido a su capacidad para estimular los sentidos e influir en el estado de ánimo y la cognición.

Los aceites esenciales utilizados en la aromaterapia emiten aromas naturales que pueden estimular los sentidos, despertar la curiosidad y proporcionar una nueva perspectiva sensorial. Esto puede ayudar a inspirar nuevas ideas y enfoques creativos.

Algunos aceites esenciales, como el limón, tienen propiedades estimulantes que pueden ayudar a elevar el estado de ánimo y promover sentimientos de alegría y vitalidad.

Un estado de ánimo positivo puede facilitar la creatividad al reducir las inhibiciones y promover una mentalidad abierta y receptiva.

La aromaterapia con aceites esenciales relajantes, como la lavanda, puede ayudar a reducir los niveles de estrés y ansiedad, lo que puede liberar la mente de distracciones y permitir un enfoque más claro en las tareas creativas.

Algunos aromas, como el romero, tienen propiedades estimulantes que pueden ayudar a mejorar la concentración y la atención. Esto puede ser útil para mantener el enfoque en proyectos creativos y evitar la distracción.

Al difundir aceites esenciales en el entorno de trabajo o en el espacio creativo, se puede crear un ambiente aromático que inspire y motive.

Los aromas frescos y estimulantes pueden ayudar a crear un ambiente propicio para la creatividad y la innovación.

Teniendo en cuenta lo anterior, podemos afirmar que la aromaterapia puede ser importante para fomentar la creatividad al estimular los sentidos, promover un estado de ánimo positivo, reducir el estrés y la ansiedad, mejorar el enfoque y la concentración, y crear un ambiente inspirador.

Integrar la aromaterapia en la rutina diaria puede ser una forma efectiva y agradable de potenciar la creatividad y el pensamiento innovador.

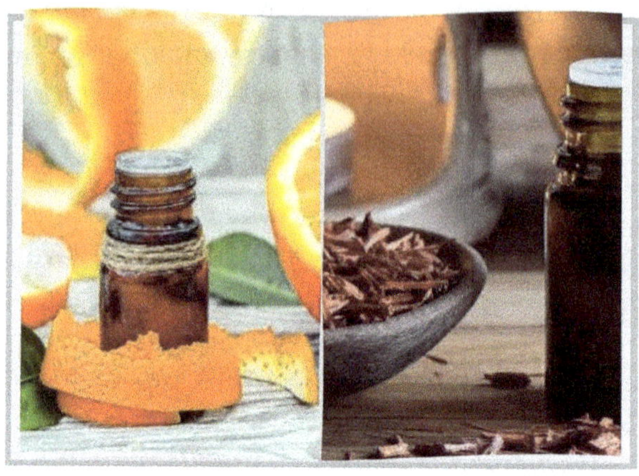

Difusión de Naranja y Sándalo para Estimular la Creatividad:

El aroma cítrico de la naranja junto con el cálido sándalo puede ayudar a estimular la creatividad y la inspiración.

Difunde esta mezcla en tu espacio de trabajo o estudio para fomentar la creatividad.

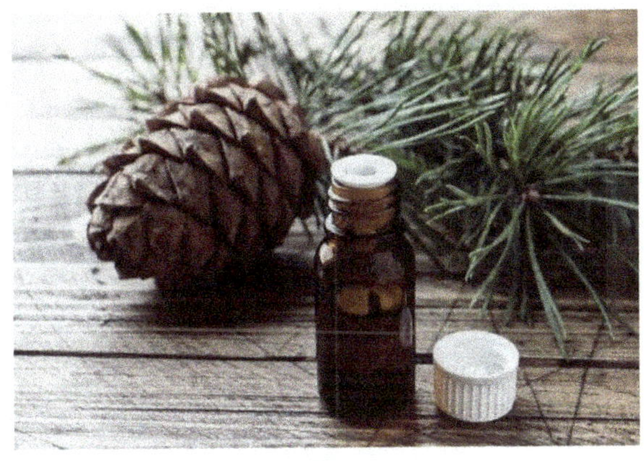

Inhalación de Aceite Esencial de Cedro para

Inspiración:

El cedro tiene un aroma reconfortante y estimulante que puede ayudar a despejar la mente y fomentar la inspiración.

Inhala directamente el aceite esencial de cedro o agrégalo a tu difusor para mejorar tu creatividad.

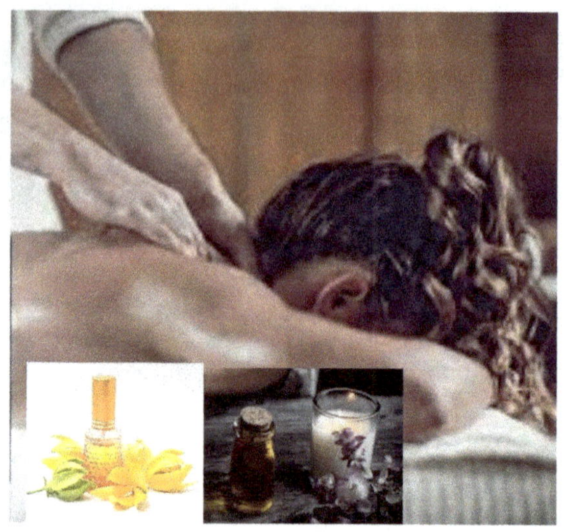

Masaje de Ylang Ylang y Patchouli para Desbloquear la Creatividad:

El ylang ylang y el patchouli tienen propiedades relajantes y estimulantes que pueden ayudar a desbloquear la creatividad.

Mezcla estos aceites esenciales con un aceite portador y masajea tu cuerpo para liberar tu creatividad.

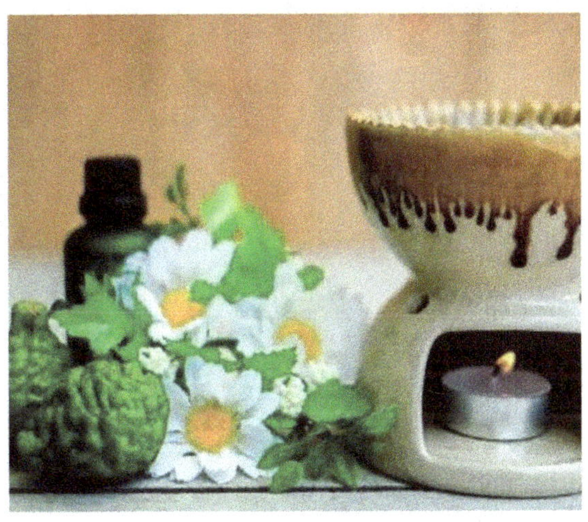

Velas de Bergamota y Vetiver para Fomentar la Expresión Artística:

La bergamota es refrescante y el vetiver es tranquilizante, lo que los hace ideales para fomentar la expresión artística.

Enciende velas perfumadas con estos aceites esenciales mientras trabajas en proyectos creativos para inspirarte.

CAPÍTULO 12: EQUILIBRAR LAS EMOCIONES

Es importante señalar que el uso de la aromaterapia desempeña un papel fundamental en el equilibrio de las emociones debido a su capacidad para influir en el sistema límbico del cerebro, una región responsable de regular las emociones, la memoria y el estado de ánimo.

Aceites esenciales como la lavanda, tienen propiedades relajantes que pueden ayudar a calmar el sistema nervioso, reducir la ansiedad y promover un estado de calma y serenidad.

Algunos aceites esenciales, como el ylang-ylang, tienen propiedades estimulantes que pueden ayudar a elevar el estado de ánimo y promover sentimientos de alegría y bienestar.

La aromaterapia puede ayudar a reducir los niveles de estrés y ansiedad, lo que a su vez puede contribuir a un equilibrio emocional general.

Aceites esenciales como la rosa tienen propiedades relajantes que pueden ayudar a calmar la mente y las emociones.

La aromaterapia puede ser una herramienta útil para aquellos que experimentan tristeza o depresión leve a moderada.

Aceites esenciales como el jazmín y el sándalo tienen propiedades que pueden ayudar a elevar el ánimo, promover sentimientos de amor propio y apoyar el proceso de curación emocional.

Al integrar la aromaterapia en la rutina diaria, se puede crear un ambiente aromático que promueva el equilibrio emocional y la armonía.

La combinación adecuada de aceites esenciales puede ayudar a equilibrar las emociones y promover una sensación general de bienestar.

Debido a sus grandes beneficios demostrados, la aromaterapia juega un papel importante en el equilibrio de las emociones al inducir relajación y calma, elevar el estado de ánimo, reducir el estrés y la ansiedad, apoyar en momentos de tristeza o depresión, y promover el equilibrio emocional en general.

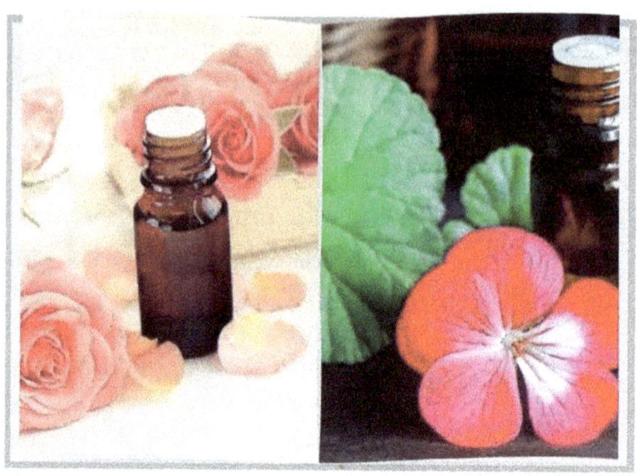

Inhalación de Rosa y Geranio para Calmar el Corazón:

La rosa y el geranio tienen propiedades calmantes que pueden ayudar a calmar el corazón y reducir la ansiedad.

Inhala directamente estos aceites esenciales o agrégalo a tu difusor para aliviar el estrés emocional.

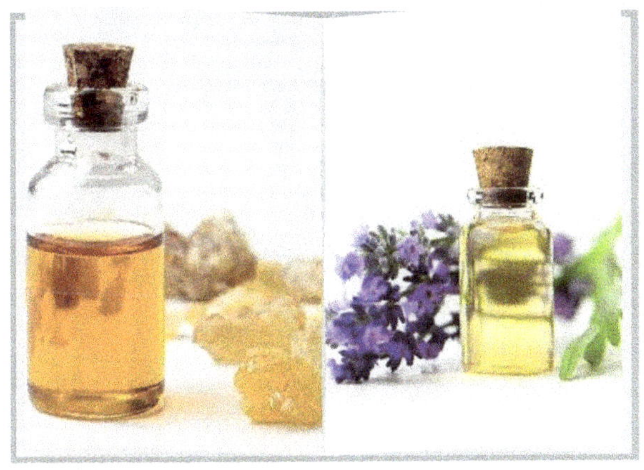

Mezcla de Incienso y Lavanda para Equilibrar las Emociones:

El incienso tiene propiedades tranquilizantes y la lavanda es relajante, lo que las convierte en una combinación ideal para equilibrar las emociones.

Difunde esta mezcla en tu hogar para promover la calma y la serenidad.

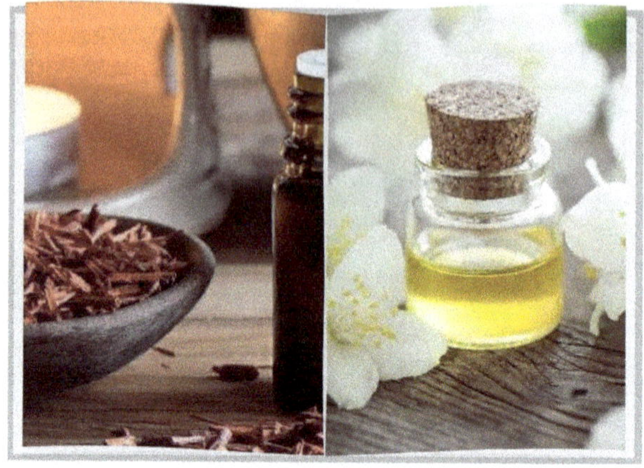

Masaje de Sándalo y Jazmín para Elevar el Ánimo:

El sándalo es conocido por su capacidad para inducir la calma y la serenidad, mientras que el jazmín tiene propiedades que pueden ayudar a elevar el ánimo y reducir la sensación de tristeza.

Mezcla estos aceites esenciales con un aceite portador y masajea suavemente el cuerpo para mejorar el estado de ánimo y promover el equilibrio emocional.

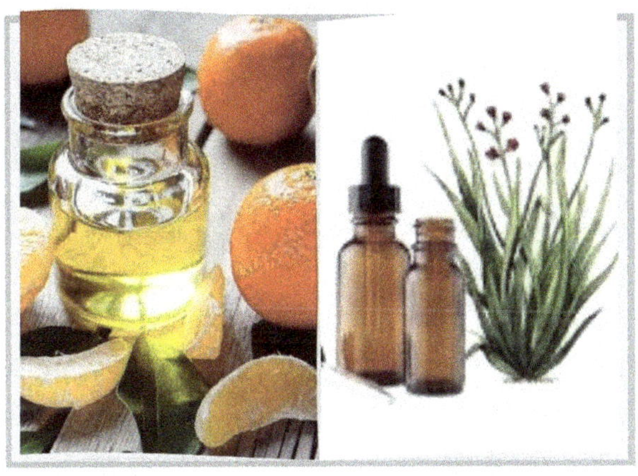

Difusor de Mandarina y Palmarosa para Aliviar la Irritabilidad:

La mandarina tiene un aroma dulce y calmante, mientras que la palmarosa tiene propiedades relajantes que pueden ayudar a aliviar la irritabilidad y la tensión emocional.

Difunde esta mezcla en tu hogar para promover la armonía y la paz interior.

CAPÍTULO 13: MEJORAR LA CIRCULACIÓN SANGUÍNEA

Además de todos los beneficios ya expuestos, la aromaterapia puede ayudar a mejorar la circulación sanguínea de varias maneras, gracias a las propiedades de ciertos aceites esenciales que estimulan el flujo sanguíneo y promueven la salud cardiovascular.

Algunos aceites esenciales, como el romero, tienen propiedades vasodilatadoras que ayudan a dilatar los vasos sanguíneos, lo que mejora el flujo de sangre a través del cuerpo y reduce la resistencia vascular.

Con aceites esenciales como la menta puede estimular el sistema circulatorio, aumentando la velocidad del flujo sanguíneo y mejorando la entrega de oxígeno y nutrientes a los tejidos y órganos.

Algunos aceites esenciales, como el incienso, tienen propiedades antiinflamatorias que pueden ayudar a reducir la inflamación en los vasos sanguíneos, mejorando así la circulación y reduciendo el riesgo de enfermedades cardiovasculares.

Aceites esenciales como el limón pueden ayudar a mejorar

la elasticidad de los vasos sanguíneos, lo que facilita el flujo sanguíneo y reduce la presión arterial, promoviendo así una circulación más saludable.

Algunos aceites esenciales, como el jengibre, tienen propiedades anticoagulantes que pueden ayudar a prevenir la formación de coágulos sanguíneos y mejorar la circulación en general.

El uso de la aromaterapia puede ser una herramienta efectiva para mejorar la circulación sanguínea al dilatar los vasos sanguíneos, estimular el sistema circulatorio, reducir la inflamación, mejorar la elasticidad de los vasos sanguíneos y prevenir la formación de coágulos.

Integrar la aromaterapia en la rutina diaria puede ser una forma natural y agradable de promover la salud cardiovascular y mejorar la circulación en el cuerpo.

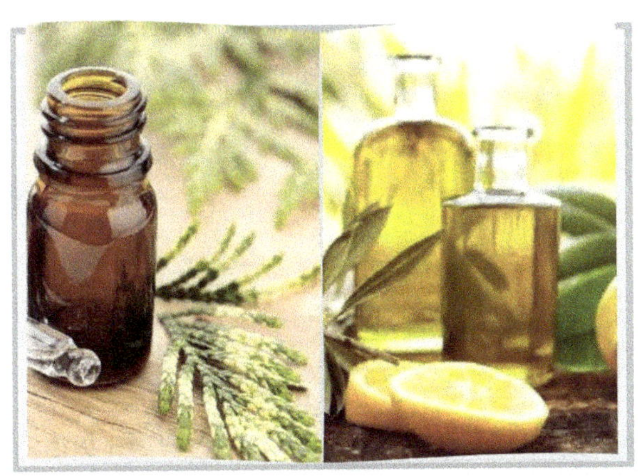

Masaje de Ciprés y Limón para Estimular la Circulación Sanguínea:

El ciprés y el limón tienen propiedades que pueden ayudar a mejorar la circulación sanguínea y aliviar la sensación de piernas cansadas.

Mezcla estos aceites esenciales con un aceite portador y masajea suavemente las piernas en dirección hacia el corazón para promover un flujo sanguíneo saludable.

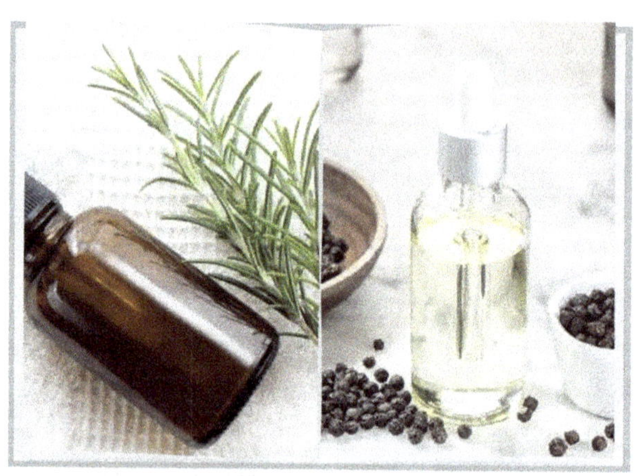

Compresa Caliente de Romero y Pimienta Negra para Mejorar la Circulación:

El romero y la pimienta negra son conocidos por sus propiedades estimulantes que pueden ayudar a mejorar la circulación y aliviar la congestión.

Prepara una compresa caliente con estos aceites esenciales y aplícala sobre las áreas afectadas para aumentar el flujo sanguíneo y aliviar la sensación de pesadez.

CONCLUSIONES

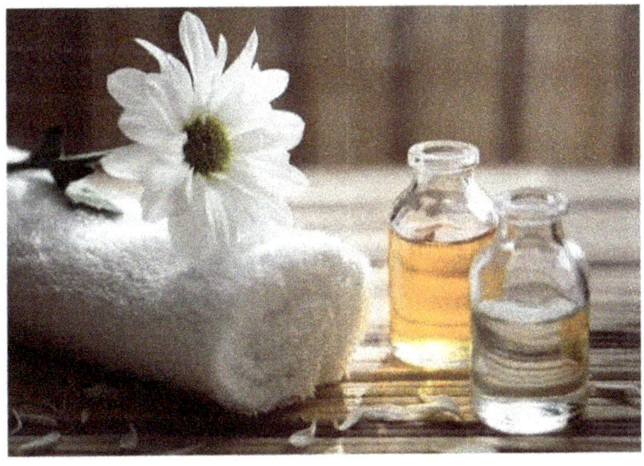

A lo largo de este libro, hemos explorado el fascinante mundo de la aromaterapia, desde sus antiguos orígenes hasta su aplicación moderna en la promoción de la salud y el bienestar.

Hemos aprendido sobre los diversos aceites esenciales y sus propiedades terapéuticas, así como las técnicas para utilizarlos de manera segura y efectiva. Ahora, en esta conclusión, recapitulemos lo que hemos descubierto y reflexionemos sobre el impacto que la aromaterapia puede tener en nuestras vidas.

En primer lugar, hemos visto cómo la aromaterapia tiene profundas raíces en civilizaciones antiguas de todo el mundo. Desde el antiguo Egipto hasta la Grecia clásica, las culturas han utilizado aceites esenciales con propósitos terapéuticos, religiosos y cosméticos.

Esta tradición se ha transmitido a lo largo de los siglos y ha sido revivida en la era moderna gracias al trabajo de investigadores y terapeutas dedicados.

Uno de los aspectos más fascinantes de la aromaterapia es la diversidad de aceites esenciales disponibles y sus múltiples beneficios para la salud.

Desde la relajación hasta el alivio del dolor, la aromaterapia ofrece una amplia gama de aplicaciones terapéuticas.

Cada aceite esencial tiene sus propias propiedades únicas, y podemos combinarlos de formas creativas para abordar una variedad de problemas de salud física, emocional y mental.

Además, hemos aprendido sobre las diferentes formas de utilizar los aceites esenciales en la aromaterapia. Desde la inhalación hasta la aplicación tópica, hay muchas formas de aprovechar los beneficios de estos poderosos elixires naturales.

Los masajes con aceites esenciales, los baños aromáticos y la difusión en el aire son solo algunas de las técnicas que podemos utilizar para disfrutar de los efectos curativos de la aromaterapia.

Es importante destacar que, si bien la aromaterapia puede

ser una herramienta poderosa para promover la salud y el bienestar, también tiene sus limitaciones. No sustituye a la atención médica profesional, y no todos los aceites esenciales son adecuados para todas las personas.

Es fundamental investigar y consultar a un profesional de la salud antes de comenzar cualquier régimen de aromaterapia, especialmente si se están utilizando para tratar afecciones médicas graves.

Por otro lado, la aromaterapia también tiene un impacto profundo en nuestro bienestar emocional y mental. Los aromas tienen el poder de evocar recuerdos, influir en nuestro estado de ánimo y afectar nuestras emociones de manera significativa.

Concluyendo, la aromaterapia es mucho más que solo un agradable aroma. Es una práctica antigua y poderosa que puede tener un impacto transformador en nuestra salud física, emocional y mental.

Desde sus humildes orígenes en las civilizaciones antiguas hasta su aplicación moderna en la vida cotidiana, la aromaterapia continúa sorprendiéndonos con su eficacia y versatilidad.

Al final del día, la aromaterapia nos recuerda la profunda conexión que compartimos con el mundo natural que nos rodea.

En un mundo cada vez más dominado por la tecnología y la artificialidad, la aromaterapia nos ofrece una forma de reconectarnos con la sabiduría ancestral de la naturaleza y encontrar sanación y equilibrio en nuestro viaje hacia el bienestar integral.

Es una herramienta poderosa y versátil que puede usarse para mejorar la salud y el bienestar en muchos aspectos de la vida. Desde aliviar dolores y molestias hasta equilibrar las emociones y mejorar la calidad del sueño, los aceites esenciales ofrecen una forma natural y efectiva de cuidar el cuerpo, la mente y el espíritu.

Al experimentar con diferentes aceites esenciales y recetas, puedes descubrir cómo la aromaterapia puede adaptarse a tus necesidades individuales y ayudarte a alcanzar un estado óptimo de salud y vitalidad.

Recuerda siempre usar aceites esenciales de alta calidad y seguir las precauciones de seguridad recomendadas para obtener los mejores resultados.

¡Que disfrutes explorando el maravilloso mundo de la aromaterapia!

SUGERENCIAS

Queridos lectores,

¡Es un honor invitarlos a descubrir mis libros!

Cada obra ha sido creada con amor y dedicación, con la esperanza de brindarles momentos inolvidables de lectura y de conocimiento para mejorar nuestra calidad de vida. Agradezco profundamente su interés.

¡Que cada página sea el inicio de una experiencia inolvidable!

Con gratitud y buenos deseos,

Al Sánchez

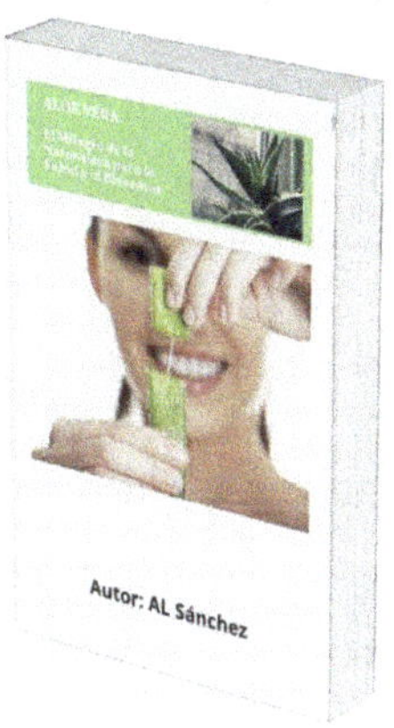

Aloe Vera: El Milagro de la Naturaleza para la Salud y el Bienestar

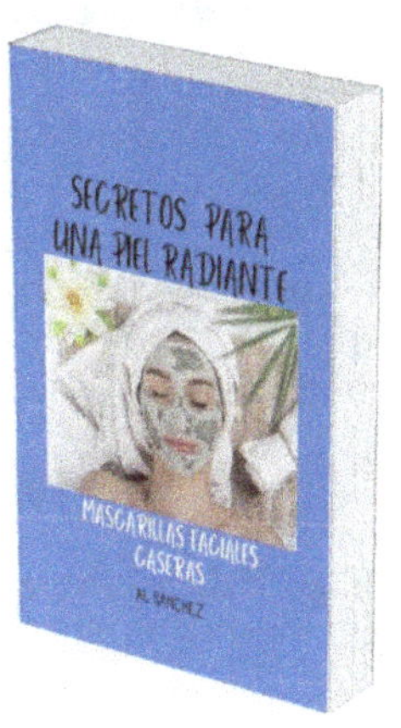

Secretos para una Piel Radiante: Mascarillas Faciales Caseras

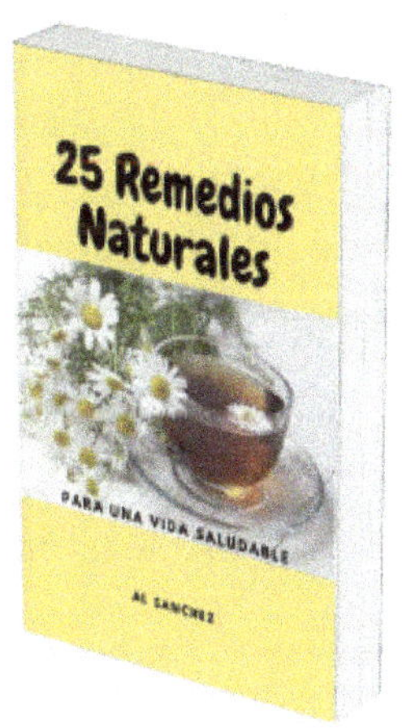

25 Remedios Naturales: Para una Vida Saludable

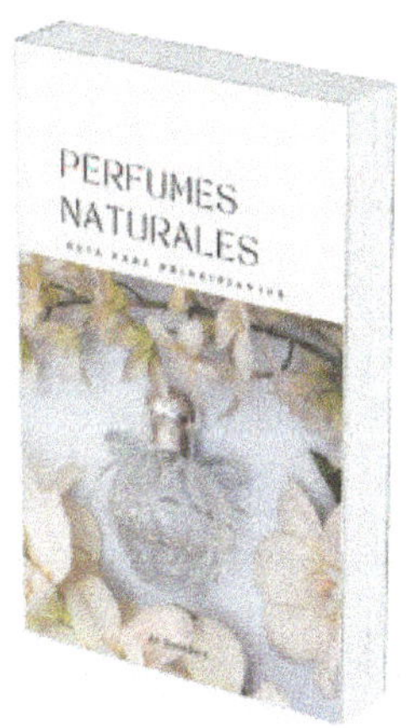

Perfumes Naturales: Guía práctica para principiantes

NOTA DEL AUTOR

¡Bienvenidos a mi mundo aromático y natural!

Soy una apasionada de la naturaleza, los productos naturales y los encantadores aromas que nos regala. En mi viaje personal hacia un estilo de vida más consciente y saludable, descubrí el poder transformador de los ingredientes naturales y la magia que encierran.

En mis libros, comparto mi amor por la naturaleza y mi fascinación por los productos que nos ofrece. Creo firmemente en su poder para nutrirnos tanto física como emocionalmente, y quiero guiarte en este viaje hacia una vida más saludable y equilibrada.

Espero que en este libro encuentres la inspiración y la motivación necesarias para empezar tu propio camino hacia el bienestar y la belleza natural.

¡Gracias por acompañarme en este viaje hacia el bienestar integral y descubre el poder sanador de la naturaleza en tu vida!

Un saludo,

Al Sánchez